PUBLICATIONS DU *PROGRÈS MÉDICAL*

CONTRIBUTION

à l'anatomie et à la physiologie pathologiques

DES

TUMEURS URINEUSES

ET DES

ABCÈS URINEUX

PAR

HENRI NARCISSE DRANSART.
Interne des hôpitaux de Paris.

PARIS

Aux bureaux du PROGRÈS MÉDICAL
6, rue des Écoles, 6.

A. DUVAL, libraire-éditeur
Rue des Écoles, 6.

1873

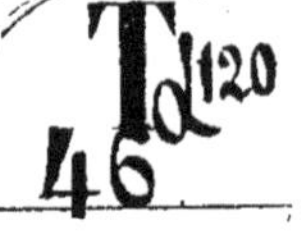

PUBLICATIONS DU PROGRÈS MÉDICAL.

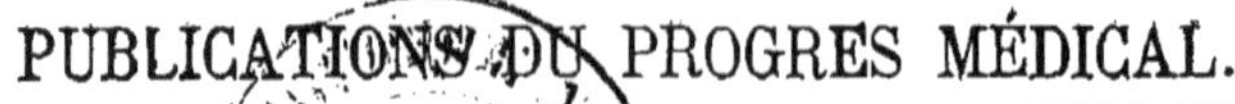

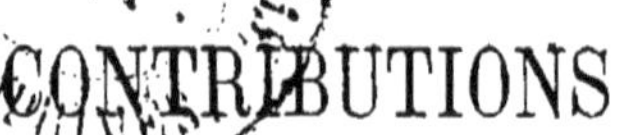

CONTRIBUTIONS

A L'ANATOMIE ET A LA PHYSIOLOGIE PATHOLOGIQUES

DES

TUMEURS URINEUSES ET DES ABCÈS URINEUX

PAR

Henri-Narcisse DRANSART,

Interne des Hôpitaux de Paris.

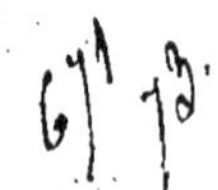

I

Préambule

Nous voulons présenter en commençant, la substance de ce mémoire, résumée en quelques propositions. Sachant ce que nous voulons prouver, le lecteur nous suivra plus facilement dans le cours de ce travail :

1° La blennorrhagie chronique produit la sclérose, la cirrhose du tissu spongieux du canal de l'urèthre.

2° La sclérose du tissu spongieux a pour résultat la disparition des vacuoles et la formation d'une vascularisation nouvelle comme cela se voit dans la cirrhose du foie et du poumon ; les vaisseaux sont peu nombreux, à calibre petit, à parois faibles, jeunes.

3° Il se fait dans l'épaisseur du tissu sous-muqueux des hémorrhagies dont le mécanisme est donné par la fonction de l'organe (coït et autres actes) d'une part, et la nature des vaisseaux de formation nouvelle qui nourrissent le tissu fibreux d'autre part.

4° Ces hémorrhagies sont l'origine de la grande partie

des tumeurs et des abcès urineux que l'on constate dans le cours des rétrécissements. On conçoit également que ces hémorrhagies puissent être très-petites et occasionner alors simplement quelques phénomènes d'engorgement dans l'épaisseur du tissu sous-muqueux de l'urèthre. Notre mémoire se trouve tout entier dans ces trois propositions. Il renferme quelques données nouvelles sur l'anatomie et la physiologie pathologiques du canal de l'urèthre ; mais cependant il ne faut pas s'en exagérer l'importance, car à notre avis tous les éléments pour résoudre la question existaient dans la science et il n'y avait pour ainsi dire qu'à conclure.

Il suffit d'ouvrir Chopart et l'on verra qu'il connaissait très-bien la cirrhose du tissu spongieux de l'urèthre qu'il désigne sous le nom de dégénérescence squirrheuse, le nom seul diffère. Les auteurs modernes ont également décrit cette dégénérescence fibreuse du tissu spongieux, sans toutefois lui donner le nom qui lui convient, cirrhose ou sclérose.

M. Voillemier, de son côté, a signalé l'hémorrhagie dans l'épaisseur de ce tissu nouveau, comme nous le verrons plus loin ; seulement il n'a pas cherché à s'expliquer leur mécanisme. Il l'eût trouvé certainement si son attention eût été éveillée sur la nature des nouveaux vaisseaux qui viennent remplacer dans ce tissu fibreux l'appareil vasculaire primitif (artères hélicines, etc.) Nous croyons que l'induction par analogie devrait conduire à examiner ce point. En effet, le développement de nouvelles branches des artères bronchiques et hépatiques dans la cirrhose du foie et des poumons entre aujourd'hui dans les notions les plus vulgaires d'anatomie pathologique. Cette dernière science nous a également appris que les vaisseaux de nouvelle formation sont toujours à parois faibles. Ces notions étant connues et appliquées à l'urèthre dont on connaît les fonctions spéciales, l'hémorrhagie ne devait-elle pas en être déduite comme une conséquence fatale, qui de plus devait se répéter souvent ? C'est ce que nous avons fait.

II

Observation; réflexions.

Nous commençons par le récit de l'observation qui est la base de notre travail; nous l'avons recueillie dans le service de M. Desprès à l'hôpital Cochin.

Observation. — Le nommé Bellon Robert, entré le 21 juillet 1872 à l'hôpital Cochin, baraque N° 2, N° 89, âgé de 35 ans, pour rétention d'urine presque absolue. On constate un rétrécissement de l'urèthre (impossibilité de passer une bougie) et en même temps un abcès urineux au périnée au niveau du bulbe.

Date du début des accidents, il y a six mois; blennorrhagie ancienne. — Le 22 juillet, incision de l'abcès.

Les jours suivants, apparition au dos de la verge, au niveau du ligament suspenseur, d'une petite tumeur indurée, qui semble être intimement unie au corps caverneux au point de simuler une pénitis.

30 juillet. — La petite tumeur ramollie donne issue à du pus à travers la peau perforée ; il ne sort pas d'urine par l'ouverture de ce petit abcès.

31 juillet. — Cathétérisme avec bougie fine en baleine. La bougie franchit un premier rétrécissement et est arrêtée par un second à la partie antérieure de la partie membraneuse. Frisson dans la journée et fièvre. L'urine ne coule que goutte à goutte par l'ouverture de l'abcès urineux.

1er août. — M. Desprès fait l'uréthrotomie externe sans conducteur. L'opération fut rapidement conduite à terme et avec un rare bonheur. Une sonde de femme fut introduite par le canal de l'urèthre dans la vessie et laissée à demeure. Comme particularité on constata une douleur très-vive au toucher rectal ce qui inspira des craintes au sujet de la prostate. Un lavement émollient fut prescrit.

2 août. — On fit une injection d'eau tiède dans la vessie. Pas de fièvre.

3 août. — M. Desprès ouvre l'abcès de la prostate avec son ongle en introduisant le doigt dans le rectum. Mort le soir.

Autopsie. — Péritonite généralisée; liquide jaune citrin; adhérences des anses intestinales, fausses membranes. Dans le cul de sac péritonéal recto-vésical, on constate une ouverture ronde large de deux millimètres par laquelle on fait sourdre du pus venant de la prostate. L'examen du rectum ne laisse apercevoir, chose étrange, aucune ouverture communiquant avec l'abcès

La *prostate* n'existe plus, il n'y a plus qu'une vaste poche purulente. Hyperthrophie considérable de la vessie; — muqueuse injectée, plaques rouges et noires.

Etat de l'urèthre. — Le tissu de l'urèthre est détruit au niveau de la prostate et du périnée. On ouvre le canal de l'urèthre par une incision faite sur la paroi supérieure d'arrière en avant. Ce canal est manifestement rétréci dans les trois quarts postérieurs de la portion spongieuse, le quart antérieur semble avoir conservé un calibre presque normal.

La *muqueuse uréthrale* est partout d'une très-grande pâleur, se détachant très-difficilement des parties profondes surtout en arrière, et présentant ça et là quelques plis transversaux plus on moins obliques.

On fait une seconde coupe de toute l'épaisseur des parois du canal; cette coupe dirigée d'arrière en avant met en évidence l'état du tissu spongieux dans toute son étendue : en avant au niveau du gland et un peu en arrière de cette partie, le tissu spongieux a conservé son épaisseur et son aspect normal; les vacuoles sont grandes, elles contiennent un sang rose qui peut y circuler facilement (de A à B.)

Dans toute la partie du canal située en arrière, le tissu spongieux a complètement disparu (de B à D) et est remplacé par un tissu nouveau. Ce tissu sous-muqueux nouveau se présente sous deux aspects différents en avant de B à C, et en arrière de C à D.

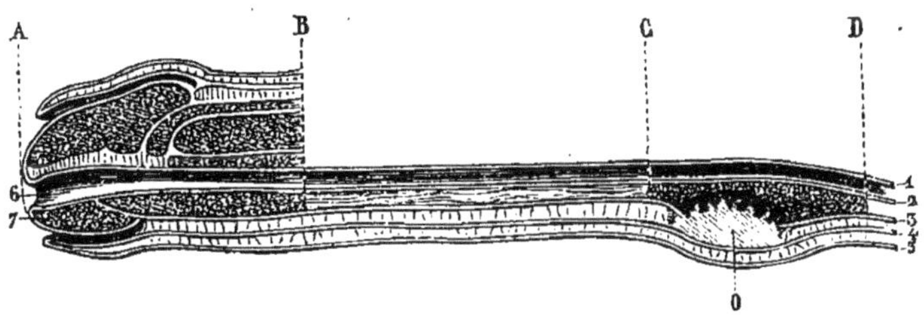

Fig. 1. (1).

En avant c'est une couche blanchâtre, peu épaisse, dure, résistante, criant sous le scalpel, présentant tous les attributs du tissu fibreux. La texture de son tissu est partout uniforme ; des coupes transversales laissent voir l'orifice de quelques artérioles très-rares qui traversent ce tissu dans toute son étendue. L'orifice de ces artérioles est très-petit et ne mesure guère plus qu'un cinquième de millimètre de diamètre.

---

(1) Fig. 1. Coupe antéro-postérieure du canal de l'urèthre, intéressant surtout la paroi inférieure dont la coupe seule est ici représentée. — La paroi supérieure n'est ici figurée qu'incomplètement au niveau du gland et un peu en arrière.

(1 et 2) Muqueuse uréthrale (Coupe de la).

(3) Gaîne du corps spongieux de l'urèthre.

(4) Fascia penis.

(5) Peau.

(6) Paroi interne du canal de l'urèthre.

(7) Corps spongieux de l'urèthre divisé en 3 parties :

1re partie de A à B. Tissu spongieux normal;

2e partie de B à C. Tissu fibreux remplaçant le tissu spongieux ;

3e partie de C à D. Le tissu fibreux remplaçant le tissu spongieux normal est le siége d'une hémorrhagie interstitielle, la partie périphérique du foyer hémorrhagique, représentée par une coloration plus foncée, est anfractueuse et ramollie (gangrène) ; elle limite une cavité contenant du pus dont la paroi est formée, d'autre part, par le fascia penis. La gaîne du tissu spongieux est détruite à ce niveau.

En arrière de C à D on trouve une couche sous-muqueuse d'un aspect tout différent. Elle frappe tout d'abord par sa coloration noirâtre qui tranche tout à fait avec la coloration blanc nacré de la partie que nous venons de décrire. Cette coloration ressemble tout à fait à celle des foyers apoplectiques assez anciens du poumon lorsque l'hémorrhagie a été interstitielle. A ce niveau la couche sous-muqueuse a considérablement augmenté d'épaisseur. Elle forme saillie tumeur comme la figure ci-jointe le représente de C à D. Le tissu qui forme cette saillie a toutes les mêmes qualités physiques, à part la coloration, que celui que nous venons de décrire de B à C. Seulement à la périphérie, dans une zone étendue de K à L et indiquée sur la figure par une teinte plus foncée, ce tissu qui forme la saillie est complètement modifié. Il offre une teinte grisâtre, sa consistance est très-faible, la paroi qui forme sa limite externe est irrégulière, anfractueuse et baignée par du pus. Son aspect est tout à fait comparable au tissu qui forme les parois de certaines cavernes en travail d'agrandissement. Au niveau de cette couche, la tunique qui forme la gaîne de la couche sous-muqueuse, autrefois corps spongieux, a complètement disparu. Entre cette couche mortifiée d'une part, la peau et le fascia penis d'autre part, existe une cavité remplie de pus. Cette cavité offrait à droite un petit prolongement qui, contournant les corps caverneux obliquement de bas en haut et d'avant en arrière, venait communiquer avec l'abcès que nous avons signalé sur le dos du corps caverneux droit au niveau du ligament suspenseur.

Les *corps caverneux* sont tout à fait sains. La tumeur qui s'était développée à la racine de la verge et qui semblait être intimement unie au corps caverneux droit, était complètement indépendante de cet organe, le pus qui la formait siégeait entre le fascia penis et la gaîne du corps caverneux.

En résumé, dans cette observation considérée au point de vue du sujet que nous voulons traiter, nous avons à relever les données suivantes :

1° Un *abcès* siégeant au périnée incisé le 22 juillet et donnant consécutivement à l'incision passage à l'urine (*abcès urineux*).

2° Nodosité assez volumineuse siégeant à la partie postérieure de la région spongieuse de l'urèthre commençant à s'abcéder sans qu'on se soit aperçu de ce travail sur le vivant. (*Tumeur urinaire*).

3° Etat spécial du tissu spongieux de l'urèthre.

A. Etat normal au niveau du gland et un peu en arrière de cette partie.

B. Altération complète dans toute la portion du canal de l'urèthre qui vient après. Le tissu spongieux y est remplacé par un tissu nouveau plein, dur, résistant, criant sous le scalpel (tissu fibreux). En avant ce tissu est blanchâtre, nacré, peu épais. En arrière, ce tissu a changé de coloration et d'épaisseur : il est noirâtre et forme saillie. Ses mailles ont été le siége d'une infiltration sanguine et nous avons comparé son aspect à celui que donne le poumon et d'autres tissus au niveau des foyers apoplectiques non-récents par hémorrhagie interstitielle.

Nous avons aussi fait remarquer la faible vascularisation de ce tissu : artérioles peu nombreuses et à calibre faible. C'est ce que des coupes successives dans la portion antérieure, blanche de ce tissu, nous ont permis de constater. Dans la portion postérieure noirâtre, cette pénurie de vascularisation allait jusqu'à l'insuffisance et se traduisait par le symptôme caractéristique, mortification, gangrène.

Enfin avec ce travail de mortification, de gangrène, existait comme corollaire un travail de suppuration et l'abcès urineux allait remplacer la tumeur urineuse si la mort n'avait mis obstacle à la perfection de ce travail. Voilà ce que nous avons vu.

Disons-le de suite : si nous connaissions la transformation du tissu spongieux en tissu fibreux consécutive aux rétrécissements blennorrhagiques (pour cela il suffit d'ouvrir l'excellent livre de M. Voillemier), nous n'avions jamais vu nulle part la description des lésions que nous constations au niveau de la tumeur dite urinaire. Aussi est-ce avec le plus grand soin que nous avons pris note de ce que nous avions la chance de rencontrer.

Après de nouvelles recherches nous n'avons rien trouvé d'analogue. Nos moyens ne nous permettent pas, il est vrai, de fouiller dans la littérature médicale étrangère, peut-être même existe-t-il sur ce sujet quelque mémoire d'origine française qui nous a échappé. Bref, nous nous en rapportons complétement à plus ample informé. Toujours est-il que nous étions profondément étonné de cette lacune, quand l'étude du sujet vint elle-même nous donner la raison de ce fait, et nous intéresser davantage à l'observation que nous avions recueillie.

De deux choses l'une : ou bien la tumeur constituée par l'infiltration sanguine disparaît par résorption du sang comme cela a lieu pour toutes les hémorrhagies, et alors il ne reste plus d'autre trace de la tuméfaction d'origine sanguine qu'une coloration jaune d'ocre due à la présence de cristaux d'hématoïdine; ou bien la tumeur s'abcède, et toute trace des lésions primitives disparaît. Dans notre cas si la mort n'avait été précipitée par la péritonite généralisée, nous n'aurions rencontré probablement qu'une poche purulente en supposant que le malade fut mort quelque temps après. Or, il est assez rare de voir la mort survenir à la suite de l'abcès dit urineux simple. C'est ce qui nous explique pourquoi la lésion primordiale a pu échapper à l'attention des observateurs. Elle n'a pour ainsi dire pas le droit de paraître aux autopsies; car dans le cours naturel des choses elle doit disparaître soit par suppuration soit par résorption, et dans ce dernier cas seul elle peut laisser des traces, mais des traces tellement faibles qu'il faut avoir l'attention éveillée sur ce sujet pour en reconnaître l'origine.

Ces traces cependant nous semblent avoir été signalées. M. Voillemier dans son traité indique l'aspect jaunâtre de la matière plastique qui occupe les mailles du tissu spongieux et dans un autre passage il trouve ce nouveau tissu formé de lymphe plastique dans laquelle se trouvent quelques globules sanguins. L'auteur, du reste, ne cherche pas à attirer l'attention sur ce point. Nous trouvons aussi dans ce même ouvrage le passage suivant.

« Lallemand raconte qu'il trouve à la courbure sous-
» pubienne un rétrécissement qui admettait à peine une
» sonde cannelée. Le canal fendu dans toute sa longueur
» présente dans le point rétréci un épaississement circu-
» laire de la membrane muqueuse commençant et finis-
» sant d'une manière insensible en sorte que la tranche
» ressemblait de chaque côté à un fuseau. Il compare ce
» cylindre à celui que forme l'ossification du périoste autour
» l'un os long fracturé. »

M. Voillemier ajoute qu'il ne sait comment s'expliquer cette saillie en dehors lorsqu'il a toujours vu une concavité en dedans. Il serait en effet difficile de s'expliquer cette saillie si l'on ne faisait intervenir un autre facteur que le tissu fibreux dont la propriété essentielle est de se rétracter, de revenir sur lui-même. Pour nous ce facteur c'est le sang épanché, aussi regrettons-nous que Lallemand n'ait pas décrit l'aspect et la coloration du tissu.

M. Civiale qui cite aussi ce fait de Lallemand nous apprend que la coloration du tissu était blanc jaunâtre. Comme on le voit, il n'est guère permis d'être affirmatif avec de pareils documents.

Cependant l'étude des ouvrages de Lallemand nous a fait découvrir quelques faits des plus intéressants pour notre sujet.

Je signalerai en particulier l'observation XI, 2e partie, des maladies de l'urèthre : — Il s'agissait d'un batelier qui entretenait une blennorrhagie chronique par des excès. Cet homme vit survenir une grosse tumeur au périnée, puis à ce niveau une fistule par laquelle s'écoulait du pus et du sang. Cette tumeur qui était volumineuse et dure comme du cartilage disparut au bout de quelque temps. Mais aussitôt guéri, le batelier reprit son ancienne vie et il eut un nouveau gonflement au périnée. Lallemand fait remarquer que du sang épanché s'était fait jour spontanément à travers la peau.

Cet homme n'est pas mort et l'on n'a pu voir les lésions; néanmoins il nous semble presque évident que l'hémorrhagie avait présidé à la formation de ces tumeurs.

Lallemand après avoir cité ce fait ajoute quelques réflexions qui sont de nature à appuyer ce que nous soutenons : il s'étonne qu'après autant de cautérisations (six applications de caustiques sur l'urèthre du batelier), il ne soit survenu ni gonflement, ni hémorrhagie, ni inflammation.

Lallemand qui employait presque toujours la cautérisation pour guérir les rétrécissements, ne cite pas de gonflement sous-muqueux, consécutif aux cautérisations. Si ce gonflement purement inflammatoire ou, pour mieux dire, si l'engorgement simple existe, c'est Lallemand qui aurait dû nous le faire connaître, lui qui a tant cautérisé l'urèthre.

Lallemand n'en a pas vu, donc nous pouvons affirmer qu'il est au moins très-rare, donc il faut aller chercher ailleurs la véritable origine des tumeurs ou des engorgements sous-muqueux de l'urèthre. Cette origine différente, c'est l'hémorrhagie.

Aussi, la tumeur, l'engorgement sous-muqueux que les cautérisations successives de l'urèthre n'avaient pu produire, survenait chez le batelier de Lallemand alors que guéri il reprenait le cours de ses excès, ou autrement dit, alors qu'il accomplissait les actes qui étaient de nature à mettre en jeu le molimen hémorrhagique.

Du reste, Chopart nous fournit également des arguments : quand on lit ses observations on voit que c'est toujours à la suite d'excès que se produisent les engorgements sous-muqueux. Chopart désigne ici simplement de très-petits engorgements sous-muqueux ne formant pas tumeur et se traduisant surtout par une gêne de la mixtion ; cette distinction ne nous embarrasse pas : L'hémorrhagie en effet peut avoir tous les degrés, elle peut occuper un foyer microscopique ou bien avoir des proportions énormes comme chez le batelier de Lallemand ou chez le colonel de Civiale. Mais nous ne voulons pas discuter ici, nous nous contentons seulement d'enregistrer les faits tels que les auteurs les ont vus se produire.

Ces faits nous montrent l'engorgement sous-muqueux tantôt considérable sous forme de grosse tumeur, tantôt moyen, tantôt petit, presque imperceptible succédant presque toujours à des excès. La seconde partie de ce travail nous rendra compte de ce phénomène.

Nous trouvons dans Civiale l'observation d'un colonel qui est également intéressante (voir page 656) :

Ce colonel eut une tumeur au périnée qui après l'ouverture donna issue à du pus, du sang et de l'urine. Les parois du canal, dures et considérablement épaissies, formaient au niveau de l'insertion du scrotum une masse qui, se confondant avec la tumeur urinaire consécutive, s'étendait de la partie postérieure du périnée jusqu'à l'anneau inguinal du côté droit. Ici encore nous croyons à une tumeur de nature hématique. (Il y eut résorption de cette tumeur).

Comme on le voit, certaines tumeurs urinaires observées sur le vivant ont présenté l'aspect et la marche des tumeurs hématiques ; néanmoins s'il y a des probabilités pour les considérer ainsi, nous devons avouer que ces observations ne sont pas à même de donner la certitude scientifique.

L'examen que nous avons fait des autopsies de Civiale nous a donné quelques résultats, bien que cet auteur fasse observer que le plus souvent il n'a pas trouvé le tissu sous-muqueux coloré.

Qu'on y fasse bien attention, Civiale dit que le plus souvent il n'a pas trouvé le tissu sous-muqueux coloré, il avoue par le fait qu'il lui est arrivé de rencontrer parfois une coloration anormale de ce tissu fibreux.

En effet, dans une de ses autopsies où les parois uréthrales étaient indurées, épaissies, noueuses, formant saillie en certains endroits, Civiale a trouvé une coloration et une consistance diverses des inégalités du tissu sous-muqueux.

Dans une autre observation (page 101) le tissu fibroïde sous-muqueux, serré, dense, ne présente pas la coloration habituelle de ce tissu. Civiale ne nous dit pas quelle était cette coloration spéciale qui était venue changer l'aspect du tissu fibreux ; mais pour nous, ici comme dans les autres cas, c'était le sang épanché ou bien les reliquats du sang que l'absorption n'avait pas fait disparaître, qui modifiaient la coloration du tissu fibreux.

Civiale nous apprend également que Lallemand a rencontré un cas de rétrécissement circulaire situé au-devant de la prostate et qui était formé par un tissu rougeâtre, de consistance cornée.

Ainsi donc il y a réellement signalées dans les ouvrages des traces de lésions hémorrhagiques siégeant dans l'épaisseur du tissu sous-muqueux de l'urèthre.

Comme nous le verrons tout à l'heure (Jamain, *Pathologie ext.* 2e édit.), M. Voillemier aurait rencontré des tumeurs sanguines dans l'épaisseur du tissu sous-muqueux, mais nous n'avons pas trouvé l'observation dans le traité de M. Voillemier, aussi ne pouvons-nous pas la relater ici.

Nous le regrettons beaucoup, car nous y aurions certainement trouvé un appoint très-considérable.

III

Physiologie pathologique. Pathogénie.

Qu'il nous soit permis d'exposer comment nous comprenons la pathogénie de ces lésions. Cet homme a eu la blennorrhagie. Quelle en a été la durée? A quelle date remonte-t-elle? Il est à regretter que nous n'ayons pas pris cette observation avec plus de soin afin de répondre à ces questions. Mais peu importe, ces renseignements ne sont que secondaires pour le sujet que nous traitons.

La blennorrhagie a laissé des traces d'une part sur la muqueuse, et d'autre part dans le tissu spongieux.

Les lésions de la muqueuse sont peu importantes : une grande pâleur, quelques plis transversaux très-légers donnant lieu à la variété de rétrécissements que l'on a désignés sous le nom de rétrécissements valvulaires, telles sont les particularités qu'elle offre. Il faut ajouter cependant que sa largeur est diminuée dans la plus grande partie du canal. En effet, ce canal est notablement rétréci, et la muqueuse n'offre aucun pli d'arrière en avant, preuve évidente que le tissu de la muqueuse s'est modifié dans sa constitution intime.

Les lésions les plus importantes et sur lesquelles nous voulons surtout attirer l'attention, sont celles que nous avons décrites dans l'épaisseur du tissu spongieux. Comment expliquer de telles altérations? Comment se peut-il que le tissu spongieux, formé essentiellement de vacuoles arrive au point de se transformer en un tissu plein, dur et fibreux, blanchâtre ici, ailleurs noirâtre, épaissi, et subissant les métamorphoses de la nécrobiose? Pour nous, la question paraît résolue, et la pathogénie de ces faits observés au niveau du canal de l'urèthre, nous est fournie par des données d'anatomie pathologique générale, aujourd'hui parfaitement établies.

Cette donnée est la suivante : Toute inflammation chronique tend à l'hyperplasie du tissu fibreux, telle la pneumonie chronique, la sclérose de la moelle, la cirrhose du foie, etc., etc. Cette hyperplasie du tissu fibreux a pour effet de détruire le tissu normal (éléments constitutifs de ce tissu et vascularisation propre). En outre, il se fait en même temps une nouvelle vascularisation chargée de nourrir le nouveau tissu ; les vaisseaux en sont très-peu abondants et peu résistants.

Voilà ce que dit la physiologie pathologique générale ; nous ajouterons que la fonction spéciale de l'organe, siége du travail morbide, nous donne la raison des transformations ultérieures de ce tissu fibreux pathologique.

Ces transformations ultérieures forment une seconde phase dans le travail morbide, on pourrait l'appeler sclérose ou cirrhose régressive, le mot cirrhose étant pris dans son acception générale. Cette seconde phase appartient à certains tissus seulement.

Elle ne se voit pas, par exemple, dans le foie, ni dans la moelle. On la rencontre dans le poumon, on la voit aussi dans les cicatrices des membres inférieurs et tel est, soit dit en passant, le mécanisme de l'ulcération au niveau des cicatrices, du moins dans beaucoup de cas.

C'est à cette seconde phase qu'appartiennent les lésions que nous avons décrites à la partie postérieure de la portion spongieuse du canal de l'urèthre.

Nous rapprochons ici très-volontiers, les phénomènes morbides qui se passent dans le tissu pulmonaire et le tissu spongieux de l'urèthre. Il y a, en effet, une grande analogie de tissu : de part et d'autre, ce sont des alvéoles qui les constituent; seulement ici les alvéoles contiennent de l'air, là du sang. Malgré cette différence le résultat du travail cirrhotique est le même, il aboutit des deux côtés à la disparition des alvéoles.

Nous venons de dire que dans ces deux tissus l'on voyait survenir une seconde période que nous avons désignée, faute de mieux, sous le nom de cirrhose régressive (nous ne tenons pas à cette dénomination).

La période régressive dans le poumon correspond aux lésions produites dans la pneumonie chronique des aiguiseurs; elle porte le nom, dans la science, de phthisie des aiguiseurs.

Pour le canal de l'urèthre cette période se manifeste par les lésions que nous avons décrites à la partie postérieure de la portion spongieuse du canal; elles correspondent selon nous à ce que l'on a désigné sous le nom de tumeur urineuse, d'abcès urineux; du moins à la grande partie de ces tumeurs et de ces abcès; nous allons du reste envisager plus loin ce dernier sujet avec plus de détails.

On pourrait à la rigueur désigner ces diverses lésions sous le terme de phthisie du tissu spongieux de l'urèthre, mais cette dénomination serait impropre et nous ne l'employons que pour pousser la comparaison plus loin.

Dans la pneumonie chronique des aiguiseurs, la cause efficiente de la période régressive est palpable. Les particules inorganiques logées dans l'épaisseur du tissu y forment épine, corps étranger; il y a irritation et prolifération des éléments de ce tissu péri-vasculaire; ces éléments ne pouvant se nourrir subissent la dégénérescence graisseuse, il y a nécrobiose et ulcération. L'explication est plausible ici, mais pour le canal de l'urèthre la cause productrice n'apparaît pas avec autant d'évidence.

Pour saisir cette cause il faut d'une part se reporter à la vascularisation du tissu cirrhotique: vaisseaux peu nombreux et peu résistants; et de l'autre, prendre en considération les fonctions de l'organe malade, c'est le coït et tout acte qui comporte avec soi une congestion active du tissu spongieux de l'urèthre.

Si maintenant nous rappelons l'état du tissu spongieux de l'urèthre chez notre malade nous nous convaincrons que la partie antérieure du tissu spongieux pouvait seule subir la dilatation due à l'afflux sanguin dans les circonstances où ce phénomène devait se produire. Le reste du tissu était devenu imperméable; il donnait seulement passage à quelques artérioles de nouvelle formation par lesquelles l'afflux du sang à la partie antérieure pouvait encore se faire. Or, lorsque cet afflux avait lieu, la colonne sanguine dont la tension était augmentée momentanément, au lieu d'être portée par des artères à tuniques résistantes et offrant une disposition en hélice de manière à augmenter leur résistance, se trouvait contenue dans des vaisseaux de calibre insuffisant et à parois faibles. Ces parois cédaient sous la forte pression du sang et il se faisait une hémorrhagie, hémorrhagie qui pouvait se répéter dans des circonstances analogues. Les expériences de Muller donnent un grand appui à notre théorie. Muller en effet a démontré que le sang accumulé dans le pénis pendant l'érection est soumis à une pression égale à une colonne d'eau de six pieds de haut.

Le fait important à signaler c'est la possibilité d'une hémorrhagie dans l'épaisseur de ce tissu fibreux. Notre cas en fait foi. En outre la nécrobiose, la mortification des parties périphériques de la zone infiltrée de sang attestaient l'insuffisance de la circulation, et, par le fait, l'insuffisance de la nutrition à ce niveau.

Le sang épanché avait-il agi par simple compression ou bien par les particules solides qui infiltraient les mailles du tissu fibreux? avait-il agi à l'instar des particules organiques dans la pneumonie chronique des aiguiseurs ? Nous croyons que l'un et l'autre de ces mécanismes peuvent être invoqués. Dans ce cas, le travail se fait lentement, d'une façon chronique, c'est alors qu'on pourrait dire qu'il y a phthisie uréthrale. Le sang joue donc pour l'urèthre le rôle que jouent les particules inorganiques pour le poumon.

Dans notre fait, l'hémorrhagie a été interstitielle. Le sang ne pourrait-il s'y réunir en foyer ? rien ne s'y oppose ce nous semble, l'urèthre n'a pas le droit de faire exception à une règle commune. La marche du foyer hémorrhagique doit forcément être la même à ce niveau que dans les autres tissus : poumons, cerveau, etc., etc. Dès lors ou bien le sang épanché se résorbera complétement, ne laissant d'autres traces de son passage qu'une légère teinte jaunâtre;

ou bien il produira presque aussitôt des phénomènes inflammatoires et amènera la suppuration ; ou bien encore après un séjour prolongé il n'amènera que plus tard la formation du pus comme nous l'avons observé ; ou bien enfin la partie solide du sang sera résorbée, et il restera un kyste séreux hématique.

Toutes ces notions sont de la plus haute importance pour l'étude des tumeurs et abcès urineux, sur laquelle elles jettent un certain jour comme nous allons essayer de le démontrer dans le reste de ce mémoire.

1° *Tumeur urinaire.* — M. Voillemier prétend qu'une partie des tumeurs urinaires sont constituées par des nodosités sous-cutanées adhérentes à l'urèthre mais en somme indépendantes de ce conduit. (Jamain. *Manuel de pathologie chirurgicale*, 2e édition). D'après cet éminent chirurgien ces tumeurs auraient pour origine une collection sanguine ou purulente située dans le voisinage du canal de l'urèthre (Jamain, 2e édition). — (Nous n'avons pas trouvé cette opinion émise dans son *Traité des voies urinaires*). Ainsi donc M. Voillemier admet la collection sanguine comme pouvant donner lieu à la formation d'une variété de tumeur urineuse. Dans le cas qu'il nous a été donné de rencontrer, la tumeur qui se trouvait à la partie postérieure de la portion spongieuse était adhérente à l'urèthre; elle se trouvait dans l'épaisseur du tissu sous-muqueux et la muqueuse du canal en était complétement indépendante. Quant à la nature de cette tumeur elle était manifeste : c'était, sinon une collection sanguine, du moins une infiltration de sang dans les mailles du tissu fibreux qui avait remplacé le tissu spongieux normal.

Infiltration ou collection, peu importe la forme, au fond c'est toujours la même chose et c'est le processus hémorrhagique qu'il faut invoquer. Nous avons dit précédemment par quel mécanisme l'hémorrhagie se produisait; une fois ce mécanisme mis en jeu, il doit donner lieu le plus souvent à une infiltration sanguine à cause de la nature du tissu au milieu duquel se fait l'épanchement sanguin, mais on conçoit très-bien la possibilité de la collection sanguine.

Du reste M. Voillemier aurait vu ce dernier fait. Nous nous rencontrons donc sur ce point avec cet éminent chirurgien et nous sommes heureux de pouvoir nous abriter sous une autorité aussi compétente.

Nous ne voulons pas discuter ici toutes les origines possibles des tumeurs urineuses, nous voulons seulement bien établir ce fait, à savoir qu'il existe le long du canal de l'urèthre des tumeurs dites urineuses qui, tantôt solides, tantôt liquides, ont leur origine exclusive dans une hémorrhagie du tissu sous-muqueux.

Nous sommes loin d'avoir la prétention de chasser du cadre nosologique les tumeurs urineuses proprement dites, c'est-à-dire celles dont le contenu serait de l'urine; mais nous ne pouvons nous empêcher de croire que bien des tumeurs groupées dans ce genre n'étaient autres qu'une collection sanguine ou bien un kyste séreux hématique.

Le fait de la tumeur urineuse d'origine sanguine peut donc être considéré aujourd'hui comme démontré. Quant à sa fréquence, nous essaierons de la discuter plus loin, mais, il faut le dire, c'est une question qui aurait besoin d'observations nouvelles pour être jugée définitivement.

2° *Abcès urineux.* — Pour nous, l'abcès urineux peut succéder à l'infiltration, ou à la collection sanguine telles que nous venons de les signaler, soit peu de temps après leur formation, soit plus tard.

Au début, les phénomènes inflammatoires causés par la présence du sang seraient la cause de la purulence. Plus tard, il y aurait un mécanisme différent pour la collection et l'infiltration : Dans le premier cas ce serait une cause quelconque, un traumatisme qui occasionnerait de l'inflammation au niveau de la poche ; dans le second cas la purulence serait le fait de la nécrobiose ou, pour parler le langage que nous avons employé précédemment, ce serait de la cirrhose régressive, de la phthisie uréthrale.

L'abcès urineux succède donc à la tumeur urineuse, soit qu'il arrive de suite se confondant pour ainsi dire avec elle, soit que l'abcès succède à la tumeur urineuse bien longtemps après son apparition.

Du reste dans le cas que nous avons observé nous trouvons d'abord un abcès urineux tout formé au périnée (incision le 22 juillet); puis, à l'autopsie, nous constatons à la partie postérieure de la région spongieuse de l'urèthre un abcès qui commençait à se former aux dépens d'une tumeur urineuse (infiltration sanguine) par le mécanisme de la nécrobiose. C'était saisir la nature dans son processus pour passer de la tumeur proprement dite à l'abcès.

Ainsi donc la transformation de la tumeur sanguine ou urineuse en tumeur purulente ou abcès urineux est un fait définitivement acquis; notre cas le prouve surabondamment.

D'ailleurs, indépendamment de cette observation, étant donné le fait d'une hémorrhagie dans l'épaisseur du tissu sous-muqueux de l'urèthre, pourquoi le foyer hémorrhagique ne pourrait-il ici comme ailleurs se transformer en foyer purulent? Le raisonnement pouvait donc ici devancer l'observation.

Nous voulons avant de finir ce chapitre insister sur quelques particularités au sujet de cette espèce d'abcès urineux que nous étudions :

Dans l'abcès qui commençait à se former à la partie inférieure de la région spongieuse c'était aux dépens de la périphérie de la tumeur que le pus se formait. Les parties périphériques incapables de se nourrir avaient subi la transformation nécrobiotique; c'est à la périphérie que siégeait le pus. La gaine du tissu spongieux avait été détruite; et le pus fusant dans le tissu cellulaire sous-cutané était venu former une tumeur jusque sous le corps caverneux au point de simuler une pénitis. Mais nous insisterions peu sur cette disposition particulière, voulant seulement faire remarquer la position superficielle du pus dans ce cas. Aussi est-il probable que l'abcès se serait ouvert à la peau sans que sa cavité ne communiquât avec le canal de l'urèthre, à moins toutefois que toutes les parties de la tumeur urineuse aient subi la même dégénérescence ce qui est encore possible.

Si, au contraire, les parties profondes de la tumeur attenantes à la muqueuse subissent les premières le travail précité, il est presque certain que le pus se fera jour à travers la muqueuse dans le canal de l'urèthre, de même qu'il est aussi possible qu'il s'ouvre également à la peau. Il s'ensuit que l'abcès dit urineux et d'origine hématique peut s'ouvrir tantôt à la peau, tantôt dans le canal de l'urèthre, tantôt par les deux voies à la fois. Il ne faudra donc pas conclure qu'un abcès est d'origine urineuse, lorsque à la suite de son ouverture il y aura une fistule urineuse, comme cela s'est passé dans notre cas.

Au contraire, nous sommes porté à croire que lorsqu'un abcès dit urineux s'ouvrira simplement par la peau, son origine ne doit pas être recherchée dans le passage de l'urine à travers la muqueuse éraillée. A ce sujet nous distinguerons deux cas :

Dans le premier cas, nous rangerons les abcès urineux à formation rapide qui ne peuvent être distingués de la tumeur urineuse à laquelle ils succèdent sans coup férir. Ici nous croyons pouvoir affirmer que tout abcès s'ouvrant simplement par la peau n'est pas un abcès urineux proprement dit car dans ce cas la fissure qui a donné passage à l'urine n'a pas pu se cicatriser ou du moins donner une cicatrice assez solide pour s'opposer au passage du pus.

Dans le deuxième cas, nous comprenons les abcès qui s'abcèdent longtemps après la formation de la tumeur. Ici nous serons moins affirmatifs car une cicatrice solide a eu le temps de se faire et l'autopsie seule pourrait juger la question.

Comme on le voit, nous nous efforçons de restreindre le plus possible le domaine des abcès urineux tout autant que celui des tumeurs urineuses proprement dites. Toutefois, nous le répétons, nous sommes loin de vouloir battre en brèche complétement cette origine urineuse des tumeurs et abcès uréthraux.

Nous disons tumeurs et abcès uréthraux, car il est bien évident que les noms de tumeurs urineuses et d'abcès urineux sont des dénominations vicieuses en partie, qu'il conviendrait peut-être de réformer; mais pour cela l'autorité nous manque et nous nous contentons de présenter à ce sujet cette simple observation.

Il est bien entendu que cette théorie que nous venons de donner ne s'applique qu'aux tumeurs et abcès urinaires qui surviennent à la suite des blennorrhagies chroniques dans le cours des rétrécissements.

IV

Aperçu historique et discussion.

Les travaux publiés sur cette matière ne sont pas nombreux. Nous citerons la thèse de Dureau (1842); celle de Chauveau (1848), de Barbette (1848), de Charbonnier (1856), l'article de Bérard dans le *Dictionnaire en 30 volumes* (T. XXX); les thèses de Devers (1857), d'Aribaud (1861) et de Caron (1868). Ces travaux pour la plupart sont peu importants. Ces auteurs en général n'ont fait que répéter les théories des grands maîtres Chopart, Desault, Civiale, et incomplétement. On peut les classer en deux groupes : ceux qui soutiennent la théorie urineuse, c'est le plus grand nombre; ceux qui la combattent et ici Aribaud est presque seul.

La thèse de M. Charbonnier (1856) nous donne dans toute sa pureté la théorie urineuse. M. Charbonnier, du reste, ne discute pas la question, il se contente de donner l'état de la science sur ce sujet. Cet auteur admet deux espèces d'abcès urineux : 1° l'abcès urineux succédant immédiatement à une fissure; — 2° l'abcès urineux succédant aux tumeurs urinaires. Quant aux abcès urinaires il en distingue aussi deux variétés : 1° la poche urinaire, — 2° la tumeur urinaire proprement dite.

Cette dernière est formée par des saillies, des nodosités placées sous la peau et adhérentes à la paroi externe de l'urèthre. Elles sont indolentes, dures, sans changement de couleur à la peau. Il y en a deux ou un plus grand nombre;

leur volume varie de la grosseur d'un pois à celui d'une noix ; leur accroissement est lent.

Quel est leur mode de formation pour M. Charbonnier ? une éraillure de la muqueuse, le passage de l'urine par cette voie et l'induration du tissu cellulaire : voilà la pathogénie de ces tumeurs. M. Charbonnier place le siége de l'éraillure au fond d'un follicule dilaté et hypertrophié.

M. Caron, dont la thèse est plus récente (1868), n'est pas sorti non plus de la théorie urineuse : il fait pour elle plus que M. Charbonnier, il essaye de la prouver par des faits. L'ulcération de la muqueuse et le passage de l'urine font encore tous les frais : l'urine s'infiltre dans le tissu cellulaire et y produit une tumeur par inflammation et induration de ce tissu. Puis cette tumeur persiste pendant un temps variable, et enfin, une inflammation se déclarant, il y a abcès. En un mot l'enkystement de l'urine est le fait primitif. Témoin, dit M. Caron, l'observation de Leguay.

Leguay est un malade âgé de 46 ans que M. Caron a vu à l'Hôtel-Dieu de Rouen. Leguay entrait pour un rétrécissement de l'urèthre. A vingt ans il avait eu une blennorrhagie qu'il avait entretenue par des rapports sexuels et il dit avoir constamment remarqué un noyau d'induration vers la racine de la verge à l'endroit où se trouve aujourd'hui l'abcès. L'abcès survint à la suite d'une marche et l'urine a coulé par l'abcès ouvert.

Nous ferons remarquer que l'observation de M. Caron n'est rien moins que concluante pour la thèse qu'il défend. Pour nous, au contraire, elle l'infirme et nous croyons l'observation de Leguay tout au bénéfice de la théorie que nous soutenons.

Pourquoi d'abord y aurait-il eu infiltration urineuse alors qu'il n'y avait certainement pas la moindre gêne dans la miction. C'est donc ailleurs qu'il faut chercher l'origine de cette tumeur urinaire dont le début se perdait dans la mémoire du patient. D'un autre côté Leguay est pour nous le type des blennorrhagiques qui presque forcément seront atteints de tumeur urinaire. La blennorrhagie ici était passée à l'état chronique, elle durait toujours. Le tissu spongieux de ce canal devait s'être modifié certainement d'une manière considérable ; en outre Legay entretenait son affection par le coït et la cause occasionnelle de l'hémorrhagie qui selon nous produit la tumeur urinaire.

Nous n'insisterons pas davantage sur tous les autres travaux écrits sur ce sujet. Nous passons de suite au travail de M. Aribaud. Sa thèse (1861) est le travail le plus sérieux que nous ayons rencontré ; les autres thèses, comme il le dit lui-même, ne sont qu'une paraphrase des idées de Chopart et de Desault, et cette partie a été laissée trop de côté par la plupart des spécialistes.

Dans son travail M. Aribaud veut établir : 1° La grande fréquence de l'abcès simple ou circonvoisin, son développement en dehors de toute infiltration urinaire ou transsudation réelle ou hypothétique ; — 2° Son existence presque constante comme lésion primordiale précédant les autres accidents, lesquels paraissent le plus souvent n'en être qu'une complication, contrairement à la tendance que l'on a généralement à rattacher leur production à une infiltration préalable d'urine avec ou sans crevasse. Aussi s'élève-t-il contre la dénomination d'abcès urineux donné à tout abcès qui vient à la suite du rétrécissement. Il trouve qu'on entretient par là une confusion regrettable et propose de les appeler abcès péri-uréthraux.

M. Aribaud établit de prime abord une division des abcès péri-uréthraux, il les divise en deux grandes classes :

1re *classe* : abcès ne se rattachant en rien aux lésions du canal. Leur étiologie n'a rien de spécial.

2e *classe* : abcès survenant à la suite d'un état pathologique quelconque du canal. Cette deuxième classe est subdivisée ainsi qu'il suit : 1° abcès de la blennorrhagie aiguë comprenant les abcès des glandes de Cowper. — 2° abcès consécutifs aux rétrécissements. Ces derniers renferment :

1° des abcès simples, — 2° des abcès urineux.

Les *abcès urineux* sont eux-mêmes divisés en deux classes : 1° abcès urineux par épanchement primitif d'urine ; — 2° abcès urineux par communication ultérieure d'un abcès primitivement simple.

M. Aribaud dans sa thèse étudie spécialement les abcès consécutifs aux rétrécissements. Là seulement il y a matière à discussion, là règne l'hypothèse parce qu'il n'y a point de faits bien observés ou plutôt parce qu'il n'y a pas d'autopsie. Cet auteur s'est donc renfermé dans le même sujet que nous. M. Aribaud, avant d'aborder la discussion sur l'origine des abcès urineux, expose les idées de Chopart et de Civiale à ce sujet.

Pour Chopart il y a trois degrés dans les lésions occasionnées par l'urine dans le cours des rétrécissements de l'urèthre.

Premier degré. — C'est la poche urinaire ou dépôt d'urine qui ne s'abcède pas. — Ce premier degré est complétement à laisser de côté dans le sujet qui nous occupe.

Deuxième degré. — *Infiltration.*—S'il y a une crevasse et si le cours de l'urine est gêné, ce liquide peut s'infiltrer dans les parois mêmes du canal. L'urine y détermine alors la formation d'une ou plusieurs tumeurs dures, indolentes, disposées en chapelet, sans changement de couleur à la peau, qui peuvent rester stationnaires, disparaître, s'abcéder et s'ouvrir alors à l'intérieur ou au dehors et déterminer une fistule.

Troisième degré. — L'urine s'infiltre dans le tissu cellulaire qui s'indure, s'enflamme et s'oppose ainsi aux progrès de l'infiltration. Plus tard la tumeur s'abcède : c'est l'abcès urineux.

Nous verrons plus loin, en suivant la discussion de M. Aribaud sur l'origine des abcès urineux, que Chopart a aussi signalé en outre l'existence d'abcès qui ne dépendaient pas d'une crevasse à la muqueuse et qui donnaient lieu à un écoulement de pus sans mélange d'urine.

Civiale, après avoir décrit les brides du canal qui amènent la rétention, parle des tumeurs situées dans l'épaisseur des parois, des nodosités qui forment le deuxième degré de Chopart : « Ces tumeurs, dit-il, sont l'infiltration, » les abcès, les nodosités, les duretés. Ces derniers résul-

» tent fréquemment de la gonorrhée, leur siége est dans le » tissu spongieux, tantôt isolées, tantôt groupées et dispo- » sées en chapelet, ce sont dans le principe de petits en- » gorgements sous-muqueux lymphatiques qui ne produi- » sent d'autre dérangement qu'une diminution du jet. »

M. Aribaud à la suite de cette citation, fait remarquer qu'il semble que Civiale veuille plutôt parler des dépôts plastiques qui constituent le rétrécissement en virole. Mais peu importe et nous continuerons à suivre Civiale qui plus loin ajoute : « Ces sortes d'engorgements changent quelquefois de nature, la matière qui les constitue devient âcre ; par son séjour, elle irrite les parties dans lesquelles elle est déposée, y cause de la douleur ; l'inflammation s'en empare, il survient des dépôts plus ou moins considérables, le pus se fait jour dans le canal de l'urèthre ou se porte à l'extérieur, quelquefois se pratique une ouverture dans l'urèthre, une autre en dehors.

» Ainsi donc, pour Civiale, il existe des abcès autour du canal de l'urèthre dont l'origine est indépendante du passage de l'urine dans l'épaisseur du tissu sous-muqueux. Civiale admet donc des tumeurs et des abcès urineux indépendants du passage de l'urine à travers la muqueuse; mais nous verrons plus loin que le doute existait dans son esprit, aussi se contentait-il de signaler les deux théories.

Après avoir résumé les idées de Chopart et de Civiale, M. Aribaud entame la discussion et attaque la théorie urineuse. Je cite cet auteur presque textuellement.

Maintenant, dit-il, faut-il considérer ces tumeurs comme le résultat d'une infiltration d'urine par crevasse ulcérative ? Sont-elles constituées par un véritable petit kyste urineux ? Je ne sache pas que la chose ait jamais été démontrée ; on ne les a ouvertes que lorsque l'inflammation, la suppuration, la communication avec le canal avaient complétement changé la nature primitive.

Y a-t-il dans les conditions qui président à leur développement des raisons qui forcent à leur assigner cette origine ? Ne peut-on se rendre compte de leur existence que par ce mécanisme ? Je ne le pense pas.

On a beaucoup exagéré la distension que supporte le canal en arrière des rétrécissements, ainsi que l'a démontré M. Mercier. Si l'on interroge avec soin les malades pour chercher à se rendre compte de leur développement, on voit que sans accuser de rétention même incomplète bien prononcée, ces malades porteurs de rétrécissements plus ou moins anciens ont, à la suite de causes occasionnelles diverses, éprouvé un peu de gêne dans l'émission accompagnée de quelques souffrances ; puis par hasard après quelques jours de malaise, ils se sont aperçus de la présence d'une petite tumeur dure, indolente, qui est restée plus ou moins longtemps stationnaire.

Plus tard à la suite d'un nouvel état de souffrance, cette tumeur a augmenté de volume, est devenue douloureuse pour revenir après à son état primitif, ou bien marcher à la suppuration. Ouverte, elle ne contenait que du pus ou du pus mêlé d'urine, d'emblée ou au bout de quelques jours.

M. Aribaud ajoute : « Je ne ne vois là rien qui dénote la nécessité d'une infiltration ; ne suffit-il pas de l'état inflammatoire dans lequel se trouve le canal aux environs de la contraction pour déterminer un engorgement des tissus sous-jacents analogue à celui qu'on rencontre dans tout autre point de l'économie, au voisinage d'un organe enflammé ou ayant subi une altération pathologique quelconque ? Il faut supposer dans le cas contraire que l'urine une fois infiltrée peut rester des années entières sans déterminer d'irritation bien manifeste dans les tissus au milieu desquels elle s'est épanchée, et de plus que la crevasse qui lui a livré passage s'est refermée le plus souvent, puisque fréquemment l'abcès qui lui succède ne contient que du pus et jamais d'urine à aucune époque.

Que devient cette urine infiltrée dans les cas incontestables de résolution complète de ces tumeurs ? Il est vrai qu'on suppose alors une infiltration infinitésimale pour ainsi dire homœopathique.

Je ne vois point la nécessité d'aller chercher si loin l'explication d'un fait dont l'idée d'engorgement sous-muqueux, plus simple, plus rationnelle et surtout plus conforme à ce qui se passe ailleurs me paraît rendre parfaitement raison. J'ai la conviction (c'est toujours M. Aribaud qui parle) que lorsque la tumeur est assez volumineuse on a affaire à un véritable dépôt urineux, et, dans le cas contraire, de beaucoup le plus fréquent, à un simple engorgement des tissus sous-jacents à la lésion uréthrale.

En un mot, à tant faire *que de préjuger* la nature de ces petites tumeurs la dernière explication me. semble la plus plausible.

Voilà comment M. Aribaud comprend le deuxième degré d'infiltration de Chopart.

Notre auteur admet sans conteste le 3e degré d'infiltration de Chopart. Ce degré constitue le véritable abcès urineux, le passage de l'urine est ici manifestement coupable. C'est, en un mot, l'abcès urineux classique. Cependant, même sur ce terrain M. Aribaud fait encors une brèche à la théorie classique. Voici ce qu'il ajoute à la description qu'il vient de faire :

« Il est un autre mode de production de ces abcès ou plutôt une autre espèce d'abcès urineux beaucoup plus fréquent qu'on ne pourrait le croire. Elle a été décrite par Chopart dans le passage que nous avons cité ; depuis lui, bien qu'elle soit en fait admise par tout le monde, c'est à peine si on en parle : Je veux parler de la communication ultérieure d'un abcès primitivement simple avec le canal. Dans ce cas l'urine s'épanche dans une cavité déjà plus ou moins organisée et qui le plus souvent s'oppose à toute infiltration. Abstraction faite des cas de rupture primitive de cause traumatique, je crois que la plus grande majorité des abcès urineux doivent se ranger dans cette dernière classe : c'est ce que je chercherai à démontrer dans un moment.

C'est également de cette façon que doivent se produire les abcès urineux développés en dehors de la blennorrhagie chronique (Obs. 1) ; qu'on les rapporte à un phlegmon simple, idiopathique ou symptomatique, à une cowpérite, ils ne deviennent urineux qu'ultérieurement. »

Je continue à citer presque textuellement le même auteur. Les abcès, dit-il, sont une complication fréquente des rétrécissements.

Ce qui frappe au premier abord, quand on étudie leur histoire, c'est la division de ces abcès en deux classes bien distinctes au point de vue de la marche et du pronostic : 1° Les abcès qui s'accompagnent de la présence de l'urine dans le foyer ; 2° Les abcès qui ne diffèrent en rien de ceux que l'on peut observer dans d'autres points.

Chopart, comme le dit M. Aribaud, avait signalé cette dernière variété ; après avoir tracé l'histoire de l'infiltration urineuse et parlé des abcès urineux, Chopart cite des cas de tumeurs qu'il appelle urinaires, guéries *sans suppuration*. Aussi, dit Chopart, dans les abcès du périnée qui surviennent par un embarras de l'urèthre, il ne se trouve *quelquefois que du pus sans urine*. Ces abcès ne dépendent pas d'une crevasse, ils sont l'effet de l'irritation qu'éprouve le tissu cellulaire voisin des duretés, irritation qui est produite par la difficulté du passage de l'urine dans ce conduit, par son séjour dans le tissu spongieux de l'urèthre. La présence de la bougie augmente quelquefois cette irritation et les progrès de l'abcès.

Gerdy a donné à ces abcès le nom de circonvoisins. Roux, Leroy, (d'Etiolles), Barbette, Civiale, ont signalé ces abcès en les distinguant des abcès urineux proprement dits. Ils en ont également cherché la cause. Pour les uns il s'agissait d'afflux humoral dans le tissu cellulaire qui entoure l'urèthre, ou bien d'un engouement sous-muqueux, ce qui est à peu près la même chose. Pour les autres l'urine était toujours coupable et l'infiltration de ce liquide se faisait ici par un procédé spécial, la *transsudation*. — C'est à cette dernière opinion que se rattache Civiale après avoir signalé la première.

M. Aribaud s'élève contre la dénomination d'abcès urineux. Elle est vicieuse, dit-il, autant que le serait celle d'abcès stercoraux appliquée à tous les abcès de la marge de l'anus. Pourquoi, dit-il, la région de l'urèthre serait-elle dépossédée du privilége de présenter des abcès semblables à ceux de toute autre région du corps ?

L'opinion de la transsudation sans crevasse nous paraît une idée purement théorique qu'il est bien difficile de justifier et qui n'est pas nécessaire pour l'intelligence des faits. M. Aribaud est de notre avis. Cet auteur cherche des preuves de la non transsudation de l'urine dans la marche et le mode de production de ces tumeurs.

Ces tumeurs apparaissent le plus souvent, sinon toujours, chez des individus atteints de blennorrhagie chronique ; elles se montrent alors que la miction n'est pas gênée du tout, elles grossissent, disparaissent ou bien suppurent. Dans ce dernier cas l'abcès, le plus souvent, s'ouvre à l'extérieur sans communication avec l'urèthre. Quelquefois cependant il y a communication avec le canal et l'urine passe. Cela se voit dans les circonstances suivantes : A côté de l'abcès non communiquant, très-souvent à peu de jours d'intervalle, on en voit apparaître un ou plusieurs autres qui, après avoir suivi une marche analogue, présentent le même volume, s'ouvrent ou sont ouverts et d'emblée contiennent du pus et de l'urine, ou après avoir donné écoulement à du pus seulement pendant quelques jours, laissent bientôt échapper de l'urine en quantité plus ou moins grande, et l'ouverture reste fistuleuse. Rien jusqu'à ce moment ne pouvait les distinguer des premiers.

Notre observation présente le type inverse. L'abcès siégeant au périnée a été de suite communiquant, l'urine s'est écoulée avec le pus ; l'abcès que nous avons trouvé dans la portion spongieuse à l'autopsie n'avait aucune communication avec le canal de l'urèthre, et si cette communication pouvait avoir lieu elle était du moins encore éloignée.

Quelquefois le malade n'a qu'un abcès et cet abcès suit la marche des derniers, ou bien après avoir présenté une de ces tumeurs, il s'aperçoit qu'il sort du pus par le canal ; on presse la tumeur et on s'assure qu'elle se vide en partie dans l'urèthre. L'abcès, encore loin de la peau, ne la perfore que plus tard.

Y a-t-il eu transsudation dans ces différents cas? — Inutile d'insister sur ce point. — Y a-t-il eu crevasse? Mais alors pourquoi cette crevasse s'est-elle refermée dans un cas et pas dans l'autre, ou même dans tous les deux? car ce n'est qu'au bout d'un temps plus ou moins long que l'urine est apparue à l'ouverture. — On peut répondre que dans ce dernier cas la tuméfaction des lèvres de la crevasse empêchait le passage de l'urine.

Outre que cette tuméfaction n'est pas prouvée, M. Aribaud répond qu'il faut bien peu de place pour que quelques gouttes d'urine puissent traverser et M. Aribaud cite une observation où l'urine n'a paru que dix-huit jours après l'ouverture. On pourrait trouver bien des cas de ce genre et il suffit de jeter un coup d'œil sur notre observation pour se persuader que le même fait aurait pu se produire au niveau de la tumeur signalée à l'autopsie à la partie postérieure de la région spongieuse. Il suffisait pour cela que le pus déjà collecté se fit jour à l'extérieur, on avait dès lors un abcès simple donnant issue à du pus seulement. Puis si le travail de mortification, qui se faisait des parties superficielles aux parties profondes, avait continué la muqueuse eût été elle-même intéressée au bout d'un certain laps de temps, et à ce moment l'urine serait venue se mêler au pus.

Donc pour conclure : M. Aribaud, par l'examen des faits cliniques, nous prouve que la théorie urineuse n'est pas possible, du moins dans la grande majorité des cas.

De notre côté nous venons donner à cette vue clinique une démonstration anatomique, et grâce à elle nous ne nous contentons plus de nier la théorie urineuse mais nous en offrons une autre qui ne peut être contestée.

Dans cette théorie, on regarde comme un effet ultime de la marche des lésions, ce qui était considéré dans la théorie urineuse, comme la cause, l'origine de toutes ces lésions.

Le travail de M. Aribaud est un véritable plaidoyer destiné à enlever à l'urine le rôle important et presque exclusif qu'on voulait lui faire jouer dans les tumeurs et les abcès urinaires. Mais si notre auteur a pu détruire en partie la théorie urineuse, il s'en faut qu'il ait été aussi heureux pour bâtir et défendre une théorie nouvelle. Voyons :

A qui M. Aribaud donne-t-il le rôle qu'il refuse à l'urine? C'est à l'engorgement inflammatoire sous-muqueux.

Sur quel fait repose cette opinion? sur l'origine des tumeurs et abcès urineux. (Cette opinion, comme nous l'avons vu précédemment, avait déjà été mise en avant par certains auteurs, mais d'une façon toute dubitative).

Notre auteur confesse du reste que c'est une pure hypothèse, aucune autopsie ne pouvant être citée à son appui. Seulement il la préfère à la première parce qu'aucun fait clinique n'est susceptible de l'infirmer. Quant à nous qui avons à conclure et qui pouvons le faire en dehors du domaine des hypothèses, nous remplacerons l'idée de l'engorgement inflammatoire du tissu sous-muqueux par la théorie que nous avons donnée dans la seconde partie de ce travail.

Cette idée d'engorgement inflammatoire, présidant à la formation de ces diverses lésions, n'est pas complétement fausse, même à notre point de vue. Il y a en effet le travail inflammatoire et l'engorgement qui l'accompagne au début et à la fin du processus morbide, mais il y a un intermédiaire nécessaire, c'est l'hémorrhagie.

Au début, le travail inflammatoire transforme le tissu spongieux en tissu fibreux. Ce dernier est le siége presque forcé d'hémorrhagies en raison de la nature de ses vaisseaux et de la fonction de l'organe ; puis l'inflammation occasionnée par le sang épanché, soit directement, soit indirectement par compression ou nécrobiose, intervient de nouveau pour aboutir à la purulence. L'hémorrhagie est-elle absolument nécessaire à la production de ces lésions? Nous ne voulons pas le prétendre, mais nous croyons qu'en fait elle existe presque toujours.

Cette théorie que nous donnons des tumeurs et abcès urineux s'adapte du reste parfaitement à la clinique. M. Aribaud nous en donne une preuve évidente quand il traite de la marche des abcès urineux :

« Leur marche, dit-il, est facile à comprendre. Le propre des abcès est de s'accroître en tous sens aux dépens des tissus environnants.

» Si, dans le cas qui nous occupe, l'abcès arrive à l'extérieur avant d'avoir dénudé le canal, il restera simple, ou ce n'est qu'ultérieurement qu'il communiquera; soit que le canal se perfore par suite du travail ulcératif qui se fait dans les parois de l'abcès, soit qu'aminci, affaibli, il cède à la plus légère pression de l'urine et se crève.

» Si au contraire l'abcès arrive vers l'urèthre avant d'avoir atteint l'extérieur, c'est dans ce dernier cas qu'il cédera ; l'urine alors pénétrant dans le foyer pourra déchirer et s'infiltrer au loin. »

Ce passage ne semble-t-il pas la reproduction de nos conclusions sur la marche de l'abcès urineux tirées de l'étude des lésions constatées à l'autopsie? (Voir 2e partie, abcès urineux). M. Aribaud se demande s'ils sont susceptibles de résolution. Il croit la chose possible à la rigueur; mais le plus souvent quand la tumeur disparaît, c'est selon lui qu'elle s'est vidée dans le canal.

Nous ne partageons pas cette opinion et nous ne sommes pas seuls : Boyer dit, en effet, que les tumeurs urinaires peuvent disparaître peu à peu sans suppuration, si l'on a rétabli le cours de l'urine, et si l'on favorise la résolution par des frictions mercurielles. Chopart et Civiale en ont également vu disparaître. Qu'y a-t-il d'étonnant à cela si la tumeur dite urinaire *est le plus souvent* de nature sanguine? Le fait serait au contraire extraordinaire, ou du moins plus difficile à expliquer, dans le cas contraire.

M. Aribaud, en terminant sa thèse, fait remarquer qu'il y aurait à étudier les tumeurs et les abcès urineux au point de vue de leur siége anatomique précis ; question difficile selon lui. Il nous semble que notre observation est de nature à préciser ce siége, aussi nous contentons-nous d'y renvoyer le lecteur. Quant à la fréquence de ces tumeurs relativement aux rétrécissements, c'est une question que les cliniciens pourraient facilement résoudre en y prenant garde.

L'avenir, nous l'espérons, éclairera la question en même temps qu'il verra des faits nouveaux s'ajouter à celui que nous avons rencontré. Ces faits seront toujours rares, il est vrai, en raison même de la nature des lésions ; mais ils le seront d'autant moins que l'attention sera davantage éveillée sur ce sujet.

V

Conclusions.

En résumé, dans ce mémoire nous avons :

1° Essayé d'identifier les lésions du tissu spongieux du canal de l'urèthre consécutives à la blennorrhagie ancienne à celles que donne l'inflammation chronique, la cirrhose ou sclérose dans les autres organes. Nous avons insisté sur la faiblesse et le petit nombre des vaisseaux du nouveau tissu sous-muqueux, résultat de la cirrhose.

2° Nous avons établi le fait de l'hémorrhagie dans l'épaisseur de ce tissu sons-muqueux ; nous avons donné la théorie de ces hémorrhagies. La nature des vaisseaux d'une part, et de l'autre la fonction spéciale de l'organe, le coït, et d'autres actes qui occasionnent l'afflux sanguin nous ont donné la clef de leur mécanisme.

L'hémorrhagie dans l'épaisseur du tissu squirrheux de l'urèthre et les lésions qui en dépendent nous ont fait admettre une deuxième phase (la cirrhose simple formant la première), que nous avons désignée sous le nom de cirrhose régressive.

L'anatomie pathologique générale ne nous a rien montré d'identique dans la cirrhose des autres organes. Néanmoins nous avons comparé les lésions de cette phase à celles que l'on voit aux poumons dans la phthisie des aiguiseurs; mais dans ce dernier cas le facteur qui produit les phénomènes régressifs produit également les phénomènes primitifs, la sclérose du tissu pulmonaire. En outre, ce facteur est de nature inorganique.

L'ulcération des cicatrices dans certains cas nous a paru

présenter un processus analogue, quand elle est consécutive à une hémorrhagie.

3° Appliquant ces notions à l'étude des tumeurs et abcès urinaires *liés à la blennorrhagie chronique et aux rétrécissements*, nous leur avons donné une origine nouvelle. Nous les avons fait dériver de cette seconde phase ; et la notion de sang épanché s'est substituée en grande partie (mais en partie seulement, car nous ne sommes pas absolus), à celle de l'infiltration ou de la transsudation urineuse.

4° Dans la dernière partie de ce travail nous avons fait un léger aperçu historique des opinions émises sur l'origine des tumeurs et abcès urinaires. La thèse de M. Aribaud nous a servi à combattre la théorie urineuse.

Nous avons essayé de faire ressortir dans le cours de la discussion combien la théorie que nous présentons s'harmonisait avec les données cliniques, tout en ne négligeant pas de faire observer que cette théorie avait son origine non dans une hypothèse mais dans un fait.

VERSAILLES. — IMPRIMERIE CERF ET FILS, 59, RUE DU PLESSIS.

VERSAILLES. — IMPRIMERIE CERF ET FILS, 59, RUE DU PLESSIS.

www.ingramcontent.com/pod-product-compliance
Ingram Content Group UK Ltd.
Pitfield, Milton Keynes, MK11 3LW, UK
UKHW022154190726
13855UKWH00004B/1470